DIVISION DU COMMERCE

DU

MINISTÈRE DE L'AGRICULTURE DE
L'INDUSTRIE ET DU COMMERCE.

APERÇU DES MESURES PRÉVENTIVES PRISES, DANS LES PAYS-BAS, POUR EMPÊCHER QUE LES HUÎTRES OU LES MOULES DE PROVENANCE INDIGÈNE, COMME OBJETS DE CONSOMMATION, NE PROVOQUENT DES CAS DE :: MALADIE :: :: :: :: :: :: :: ::

Aperçu des mesures préventives prises, dans les Pays-Bas, pour empêcher que les huîtres ou les moules de provenance indigène, comme objets de consommation, ne provoquent des cas de maladie.

————

Les appréhensions qui se sont manifestées, l'année dernière, au sujet de la consommation d'huîtres et de moules, comme source de propagation possible de maladies contagieuses, ont amené M. le Ministre de l'Agriculture, de l'Industrie et du Commerce, à ordonner, de concert avec M.M. les Ministres de l'Intérieur et des Finances, une enquête concernant les mesures qu'on prend, dans les Pays-Bas, pour empêcher que la consommation d'huîtres ou de moules de provenance indigène ne soit cause de cas de maladie (1).

Un aperçu de ces mesures est donné dans les lignes suivantes.

Cet aperçu, dont le contenu parle pour lui-même, pourra contribuer à dissiper toute crainte non motivée à l'égard de la consommation du

————

(1) Cette enquête a été faite par

M. le docteur EYKMAN, professeur à l'Université d'Utrecht et membre extraordinaire du Conseil Supérieur d'Hygiène,

M. FOKKER, Président de l'Administration des Pêches de l'Escaut et des cours d'eau de la Zélande,

M. le docteur DEN HOUTER, Inspecteur de la Santé Publique pour la Hollande Méridionale et la Zélande, et

M. EVERWIJN, Référendaire de la Division du Commerce du Ministère de l'Agriculture, de l'Industrie et du Commerce.

produit hollandais, qui se trouve soumis au système de contrôle exposé ci-après.

* *

Tandis que le soin de la santé publique, dans les Pays-Bas, est, en général, confié à la police sanitaire de l'État, l'Administration des Pêches de l'Escaut et des cours d'eau de la Zélande, régions où se concentre principalement l'ostréiculture hollandaise, a arrêté des mesures toutes spéciales ayant pour objet d'empêcher que la consommation d'huîtres ou de moules provenant de ces contrées n'amène des cas de maladie.

Ces mesures, basées sur des expériences scientifiques, consistent en un contrôle permanent exercé sur les lieux de pêche et les dépôts des coquillages, et en un système de certificats de pureté, délivrés seulement pour la marchandise qui offre toutes les garanties requises pour être estimée absolument sans danger pour la consommation. D'autre part, on apporte un soin minutieux à prévenir, de concert avec la susdite police sanitaire, la propagation des germes de maladies contagieuses.

* *

Mesures contre la propagation des germes de maladies contagieuses. A ce sujet, il importe de relever que dans les Pays-Bas (au rebours de la Belgique par exemple) la loi prescrit aux habitants de signaler aux autorités compétentes tous les cas de maladie contagieuse qui se produisent chez eux. Aussitôt que la déclaration en a été faite, la demeure du malade est marquée à l'extérieur d'une affiche bien visible qui y reste aussi longtemps que dure le danger de la contagion, lors même que la maladie elle-même aurait déjà cessé.

Ces ordonnances sont rigoureusement observées.

Le Président de la susdite Administration des Pêches, qui est, en même temps, membre extraordinaire du Conseil Supérieur d'Hygiène, reçoit, en cette qualité, la communication officielle de tous les cas de maladie contagieuse qui se produisent.

En outre l'Administration fait rechercher de tels cas par ses organes de police. Dès qu'il en vient un à sa connaissance, elle ordonne une enquête pour établir si la maladie se serait déclarée éventuellement dans une famille affectée à l'industrie des huitres ou des moules. Dans l'affirmative, on s'enquiert si les mesures de désinfection prescrites sont bien observées.

Ensuite, on prévient le négociant d'huitres autorisé à livrer sa marchandise sous garantie du certificat de pureté (dont il sera parlé ci-dessous) qu'en cas qu'il eût à son service des membres de la famille atteinte, il ait à les tenir éloignés de ses parcs ou dépôts, ainsi que toutes les personnes qui auraient été en contact avec eux.

En cas de fièvre typhoïde cet éloignement reste obligatoire pendant 4 semaines après que l'affiche susmentionnée a été enlevée de la demeure du malade. Si c'est dans la famille du négociant lui-même que se produit un cas de fièvre typhoïde ou de quelque autre maladie contagieuse des intestins (1), on lui interdit provisoirement l'usage des certificats de pureté, au moins si les circonstances paraissent demander l'application de cette mesure.

Enfin en pareil cas, en dehors du contrôle ordinaire, dont il sera parlé plus loin, on examine encore, pour surcroît de précaution, s'il y a lieu d'admettre la possibilité d'infiltration d'eau infectée par voie indirecte dans les dépôts de coquillages du voisinage.

****

Mesures pour contribuer à la propreté des bassins et des hangars d'expédition. La police sanitaire est également chargée de veiller à l'ob-

---

(1) Par exemple, de choléra. Concernant les mesures prises aux Pays-Bas contre la propagation de cette maladie et concernant l'organisation de la police sanitaire nationale, quelques données sont réunies dans le deuxième supplément de cet exposé (Voir page 17).

servation des prescriptions hygiéniques relatives à la condition des demeures, au système des égouts etc.

En dehors des ordonnances générales existant à ce sujet, les principales communes intéressées (Ierseke, Tholen, Bruinisse) ont établi des ordonnances spéciales pour mieux garantir la propreté des bassins et des hangars d'expédition.

L'Administration des Pêches a procédé, en outre, à une enquête minutieuse par rapport aux conditions de propreté des bassins d'huîtres, des hangars d'expédition et de leurs abords. Cette enquête a donné lieu à diverses améliorations, apportées partout où cela a paru nécessaire. C'est ainsi qu'on a réussi à barrer toute voie qui eût pu conduire aux bassins et aux hangars des détritus, des objets de rebut, de quelque nature qu'ils soient.

Or, bien que ces améliorations aient été exécutées par les intéressés avec un zèle louable et à la satisfaction de l'Administration des Pêches, les bassins d'huîtres, ainsi que les constructions et les terrains affectés à cette industrie, restent soumis à un contrôle hygiénique permanent ayant pour objet de maintenir et d'améliorer, selon le besoin, l'état de propreté déjà établi.

* *

Examen scientifique concernant les parcs d'élevage et les bassins. En dehors de l'enquête hygiénique sur la propreté des bassins et hangars, les parcs d'élevage et les bassins se trouvent encore soumis à un contrôle scientifique qui se divise en un examen topographique et un examen bactériologique et chimique.

Examen topographique. L'examen topographique s'étend sur tous les terrains affectés à la culture des coquillages, soit qu'ils appartiennent à l'état, soit à des particuliers.

Une enquête détaillée, faite en 1903 et 1904 et dont les résultats ont été publiés, a fixé:

1º. la situation des parcs et dépôts par rapport aux ports, égouts, vannes ou autres voies d'écoulement pouvant éventuellement décharger dans la rivière des eaux infectées par des détritus provenant d'habitations humaines ;

2°. la direction dans laquelle ces détritus se répandent vers les terrains en exploitation et l'étendue de leurs infiltrations ;

3°. l'influence que les lits de marée et les courants dépendant de la conformation du rivage ou du fond des rivières exercent sur la diffusion des détritus.

Les résultats de cette enquête, dont on trouve un exposé détaillé dans le compte-rendu de 1904, concernant une enquête sur la condition des lieux d'élevage et réserves d'huîtres et de moules en Zélande, faite par le Président de l'Administration des Pêches de l'Escaut et des cours d'eau de la Zélande, ont servi de base à un classement, en trois groupes, des lieux d'élevage ainsi que des bassins et des réserves de moules. Ce classement distingue :

a. ceux dont la situation exclut tout danger d'infection par des détritus ;

b. ceux qui, par suite de coïncidences toutes particulières, pourraient éventuellement présenter le danger d'infection, et qui, partant, sont soumis à une surveillance plus étroite ;

c. ceux qui sont indubitablement exposés au contact de matières infectantes et qui, par conséquent, doivent être condamnés comme mauvais pour l'élevage ou la réserve d'huîtres ou de moules destinées à la consommation.

Examen bactériologique et chimique. Les parcs d'élevage, les bassins et réserves sont régulièrement et continuellement soumis à un examen chimique et bactériologique. Pour cet examen on tire des spécimens d'eau, d'huîtres et de moules de ces parcs et bassins mêmes. Cette mesure implique un contrôle permanent.

L'examen a lieu à Bergen-op-Zoom sous la direction du chimiste-bactériologiste M. J. A. Heymann, de cette ville.

Cet examen systématique est basé sur le principe de ne pas se contenter, en général, de rechercher où *se produit* l'infection par les microbes pathogènes, mais avant tout d'établir où cette infection *pourrait* se produire.

Des causes périodiques de l'infection des eaux, comme le rouissage du lin à Dreischor, la campagne sucrière de Bergen-op-Zoom, la pourriture de grandes quantités de substances végétales en automne, etc., donnent lieu à soumettre certaines parties de la rivière à une surveillance spéciale pendant la période où se produisent ces causes d'infection.

Le premier supplément de cet aperçu donne un exposé plus détaillé du susdit examen.

Certificats de pureté. Les certificats de pureté délivrés par l'Administration des Pêches sont basés sur les examens scientifiques précités. L'Administration ne délivre ces certificats que pour les huîtres et moules provenant de parcs et de bassins satisfaisant à toutes les conditions de propreté requises.

Les certificats ne sont délivrés que pour les coquillages provenant de l'Escaut et des cours d'eau de la Zélande. Ils renferment la déclaration que les huîtres ou moules expédiées sous leur garantie proviennent de parcs ou terrains dont la situation est à l'abri de toute infection par des eaux d'égout ou d'autres immondices.

Durant la période du 1er juillet au 15 août on ne délivre plus de certificats pour huîtres. Il est défendu au concessionnaire d'expédier, pendant cette époque, des huîtres sans certificat. Cette mesure se base sur la considération suivante : la période d'incubation où se trouvent alors les huîtres, les rendent — en rapport avec cette saison de l'année — moins propres à l'expédition et à la consommation.

Les certificats ne sont valables que pendant le mois où ils sont délivrés et pour une expédition déterminée dont la date doit être inscrite, avec la marque et le numéro de l'envoi, sur le certificat même. Il s'ensuit que le consommateur peut, en exigeant l'exhibition du certificat, se convaincre, par la date de ce document, si la marchandise qu'on lui présente est fraîche ou bien défraîchie.

En cas que le marchand montrerait, pour des huîtres reçues sans certificat, un certificat d'envois antérieurs, la date de ce document renferme' déjà un avertissement et un motif de refus, parce qu'alors on est fondé à admettre que les huîtres ne sont pas fraîches et qu'il y a déjà quelques jours qu'elles ont quitté le lieu d'origine.

La durée de validité d'un mois n'exclut pas la compétence de l'Administration de révoquer les certificats pendant le mois courant, en cas que cette mesure fût jugée nécessaire pour des raisons hygiéniques ou autres. Afin de pouvoir constater les cas de fraude, on imprime le nom de l'expéditeur sur les certificats.

Si des motifs de nature commerciale s'opposent à la communication du nom de l'expéditeur sur le certificat, il y a faculté de remplacer ce nom par un numéro, inscrit dans un registre matriculaire et qui marque, pour l'Administration, l'origine de l'envoi.

Engagements pour obtenir des certificats de pureté. Les certificats sont délivrés à ceux qui se placent, chaque fois pour une campagne, sous le contrôle de l'Administration des Pêches.

Il est obligatoire de se faire inscrire avant le 1er juillet.

Au 1er juillet le registre d'inscription pour la campagne huîtrière commençante est clos.

Cette mesure a l'avantage de faire connaître dès le commencement de chaque campagne les contrôlés et les non-contrôlés. En même temps elle exclut la possibilité de livrer *sans* contrôle pendant la première partie, et *sous* contrôle pendant la dernière partie de la campagne.

Avant de recevoir ces certificats, l'intéressé signe d'abord un contrat sur papier timbré, par lequel il s'engage — sous peine d'une amende pouvant s'élever jusqu'à 1000 florins, à payer chaque fois que, d'après l'avis de l'Administration, il aurait enfreint les conditions, — à ne se servir des certificats délivrés que pour des coquillages provenant des parcs, bassins ou réserves mentionnés dans le contrat et pour ceux qu'il aura reçus d'autres fournisseurs qui peuvent produire, à la livraison, un certificat de pureté.

Dans le contrat se trouvent nommément désignés les établissements, exploités par le contractant, pour lesquels il ne se délivre point de certificat de pureté. Il n'est en aucun cas permis au contractant de mettre en circulation les coquillages provenant de ces établissements, ni avec ni sans certificat, à moins qu'il n'en reçoive la licence après que ces établissements auraient été soumis aux mesures de quarantaine nécessaires.

Le détenteur du certificat est obligé, — sous peine de révocation du contrat et de condamnation à l'amende susdite, — de joindre à chaque envoi au moins un certificat.

Il s'engage pour la période du 1er juillet au 30 juin suivant, et l'Administration seule a le droit de faire cesser le contrat à une date intermédiaire.

Cette mesure a pour but d'empêcher le contractant, possesseur d'une marchandise douteuse, de résilier le contrat au bout de quelques mois, afin de pouvoir expédier sans certificat la marchandise non garantie, après avoir établi chez ses clients la conviction de la pureté de ses huîtres.

Bien qu'on ne puisse contraindre personne à passer ce contrat, l'institution des certificats a déjà acquis droit de cité dans les Pays-Bas comme à l'étranger, à tel point que l'article, stipulant la non-admission de contractants après la date du 1er juillet pour la campagne suivante, a eu pour résultat, qu'à peu près tous ceux qui disposent de quantités plus ou moins notables d'huîtres livrables, se sont placés sous le contrôle de l'administration.

Il importe de bien noter que le contrat se con-

clut pour une année seulement; ce qui permet de
profiter des expériences acquises, de modifier
peu à peu les articles de la convention, de les
rendre plus rigoureux au besoin.

*Contrôle de l'observation des différents règle-
ments et prescriptions.* La surveillance exercée
pour contrôler l'observation des différents articles du contrat et des prescriptions hygiéniques
pour les bassins et les hangars d'expédition, se
fait, sous la direction du Président de l'Administration des Pêches, par le personnel relevant de
cette administration.

Ce personnel dispose de douze bateaux, y com-
pris un bateau à vapeur. Puis il y a quatre
employés stationnés respectivement à Tholen (1),
à Bruinisse (1) et à Ierseke (2), lesquels, en
qualité de contrôleurs, ont pour charge unique de
surveiller l'observation du contrat susmentionné.

Pour faciliter la surveillance des établissements,
toute la région des cours d'eau de la Zélande a
été divisée en districts, dans lesquels on a désigné
à chaque bateau son terrain d'observation; et
les surveillants à bord se trouvent en contact
permanent les uns avec les autres.

De cette manière, le Président se tient continuellement au courant de tout ce qui se passe
dans les établissements et on lui signale immédiatement toute action contraire aux articles du
contrat.

Qu'on pêche, par exemple, des huîtres sur des
terrains pour lesquels le certificat est refusé,
les surveillants s'informent aussitôt de la destination de ces huîtres. Et dès que ces huîtres sont
débarquées pour le triage, elles sont soumises
à la surveillance des contrôleurs stationnés au
rivage.

Si, après le triage, on emploie ces huîtres à
de nouveaux ensemencements, le personnel sur
l'eau s'enquiert de l'endroit où l'on va les semer
et empêche qu'elles ne soient mises en contact
avec des huîtres pour lesquelles, en circonstances
normales, un certificat est délivré.

Si les huîtres dont il s'agit sont placées provisoirement dans un bassin, on prend soin qu'elles n'aient pas de contact avec la provision de ce bassin. Dans le cas contraire, on retire le certificat pour toute la provision et le bassin est déclaré temporairement infecté.

La police des eaux surveille la bonne observation des mesures de quarantaine prescrites.

Les contrôleurs stationnés au rivage sont chargés de surveiller tout ce qui se passe dans les bassins et dans les hangars d'expédition.

Ils y ont libre accès et ils surveillent la bonne observation des articles du contrat. Toute contravention constatée par eux est signalée de suite au Président.

Dans les transactions mutuelles des ostréiculteurs, ils veillent à ce qu'on ne livre ni ne reçoive d'autre marchandise destinée à la consommation que celle qui est accompagnée d'un certificat.

En outre, les contrôleurs surveillent l'observation des prescriptions émanant soit de la Municipalité, soit de l'Administration des Pêches, et concernant l'hygiène des bassins, des hangars d'expédition et des annexes.

En cas de doute au sujet de la provenance d'un lot d'huîtres ou de moules, ils en avisent le Président et, en même temps, un des inspecteurs du district d'où proviennent probablement les coquillages vendus. L'inspecteur est obligé de faire, de concert avec le contrôleur, les recherches nécessaires que demande le cas.

Il existe ainsi des relations constantes et une action réciproque entre le personnel des eaux et celui du rivage ; ce qui fait que les aventures d'un lot d'huîtres ou de moules quelconque n'échappent pas à la vigilance de ces surveillants.

Mesures de quarantaine. Pour conclure, nous dirons encore quelques mots des mesures de quarantaine.

Bien que, d'après des expériences faites en Angleterre, le bacille typhique ne conserve sa vitalité, dans l'eau de mer, que pendant 15 jours au plus, l'Administration des Pêches a ordonné, pour surcroît de sécurité, que les coquillages infectés doivent rester, pendant une période de deux à trois semaines, isolés d'autres huîtres ou moules, sur un terrain pur, avant de pouvoir être jugés de nouveau bons pour la consommation.

Tant qu'il n'a pas été prouvé par de nombreuses et minutieuses expériences qu'une période plus courte d'isolement puisse suffire, on maintient la période susdite.

Sous la surveillance du personnel de l'Administration des Pêches, les huîtres suspectes sont transportées sur un terrain désigné à cet effet par le Président.

Pendant la durée de la quarantaine, les coquillages restent soumis à une surveillance constante et il est défendu de les repêcher sans autorisation préalable du Président de l'Administration des Pêches.

On soumet également au régime de la quarantaine toutes les huîtres provenant d'eaux non faisant partie de la région de l'Escaut et des cours d'eau de la Zélande. S'il s'agit d'huîtres importées de l'étranger, la douane avise aussitôt le Président, par dépêche télégraphique, de l'arrivée et de la destination de ces huîtres. Celui-ci fait aussitôt procéder à une enquête sur l'origine de la marchandise et la condition dans laquelle elle se trouve au moment de son arrivée.

Le nombre de ces cas est minime. Il concerne principalement des envois retournés pour un motif quelconque. On applique les mêmes mesures de contrôle aux renvois provenant de marchés hollandais.

(Traduction d'un article inséré dans l'hebdomadaire officiel „Handelsberichten" no. 133 du 30 septembre 1909.)

SUPPLÉMENT I.

Au sujet de l'examen bactériologique et chimique mentionné page 4 de cet aperçu, nous pouvons donner les détails suivants.

a. Examen de l'eau.

Cet examen ne se borne pas à établir la condition de l'eau d'un bassin ou d'un parc déterminés ; en cas d'infection il s'applique aussi à en fixer l'intensité et la direction dans laquelle se répand l'agent.

Les spécimens d'eau puisés au moyen d'appareils spécialement construits à cette fin, sont recueillis dans des flacons stérilisés.

Le degré de profondeur auquel ces spécimens sont pris, varie de 0.2 mèt. à 5 mèt. environ au-dessous du niveau de l'eau.

De l'eau destinée à remplir les bassins, on prend une série de spécimens, depuis le moment où l'eau entre dans le bassin jusqu'à celui où les bassins submersibles sont inondés et que, pour les bassins d'expédition, on ferme l'écluse.

S'il y a lieu de supposer qu'une infection trouve sa cause dans le bassin même, on y recueille des spécimens d'eau peu avant l'écoulement.

La prise de spécimens d'eau intérieure a lieu dès le premier écoulement et l'on en prend de nouveau au bout de quelques heures, pour examiner si la qualité se trouve modifiée.

Dans les établissements que, suivant les résultats de l'examen topographique, on suppose sujets au danger d'infection, on commence à recueillir les spécimens au moment où un courant impur pourrait atteindre l'établissement ; on continue à prendre des spécimens aussi longtemps qu'il y a possibilité d'infection.

A un même endroit, on prend à la fois des spécimens à des profondeurs différentes pour déterminer la qualité des couches d'eau successives.

Le nombre des spécimens pris pour un seul examen varie de 20 à 30. C'est pour prévenir qu'on n'arrive à de fausses conclusions, par suite d'une infection accidentelle de quelques-uns de ces spécimens.

Pendant la prise d'échantillons, on note exactement non seulement l'endroit où l'on a puisé, mais encore le degré de profondeur, le moment, l'état de la marée, la direction et la force du vent, la température de l'eau et de l'air, la direction du courant et toutes les circonstances particulières que l'on a observées au moment de l'action.

Ensuite les échantillons, emballés avec soin, sont envoyés, par la voie la plus rapide, à Bergen-op-Zoom, où ils sont examinés, au plus tard, dans les huit heures après le puisage.

Examen bactériologique.

Cet examen vise, en premier lieu, à constater la présence de bacilles-coli.

Il se fait par des expériences dites accumulatives.

Des quantités de 10, 1, $\frac{1}{10}$, $\frac{1}{100}$, $\frac{1}{1000}$ centim. cub. etc. de l'eau qu'on va examiner sont mêlées à des bouillons de culture de la composition suivante:

```
a. eau de conduite . . . . . . . . . . . . 100
   lactine . . . . . . . . . . . . . . . . . 4
   peptone (Witte) . . . . . . . . . . . . 2
   phénol . . . . . . . . . . . . . . . . . 1/20
   teinture de tournesol . . quelques gouttes.
b. eau de conduite . . . . . . . . . . . . 100
   glucose . . . . . . . . . . . . . . . . 3
   peptone (Witte) . . . . . . . . . . . . 3
```

On garde les cultures dans des flacons de verre stérilisés, à une température de 37° C.

Comme mesure de contrôle, on se sert, de temps en temps, des cultures rouges (ou fermentées)

pour tracer des barres sur des plaques de gélatine-
bouillon. Les colonies qui s'y produisent sont
examinées ensuite sur différentes propriétés des
bacilles-coli.

En second lieu, on détermine le nombre total
des germes contenus dans un centim. cub. de
liquide qui se développent sur une plaque de gélatine-bouillon. On détermine en même temps le
nombre de ces germes qui ont fait fondre de la
gélatine.

La gélatine-bouillon dont on se sert pour cette
expérience est légèrement alcalique et composée
comme suit :

Bouillon de viande 100
Gélatine 12
Peptone (Witte) 0.5
Chlorure de sodium 0.5

3×24 heures après avoir étendu, sur les
plaques de gélatine, 1 centim. cub. du liquide
25 à 100 fois dilué, on compte le nombre des colonies produites.

En troisième lieu, selon les circonstances, on
examine les cultures sur la présence de bacilles
typhiques et d'autres microbes pathogènes.

Examen chimique.

Cet examen se borne à déterminer la valeur
d'oxydation de l'eau et de la quantité de chlore
qu'elle contient.

Comme la valeur d'oxydation subit des modifi-
cations sous l'influence des organismes vivants
contenus dans l'eau, il faudrait la déterminer
aussitôt après réception des spécimens.

Mais, vu le nombre restreint d'employés, cela
n'est pas pratiquement possible, parce que
l'examen bactériologique doit précéder, étant le
plus important.

C'est pourquoi l'on prend, sur chaque échantillon, environ 110 centim. cub. passés au filtre,
et on y ajoute une solution saturée de sublimé
tout juste suffisante pour obtenir $1/_{10}$ pour cent
de solution de sublimé.

L'expérience a prouvé que le liquide garde pendant plusieurs jours sa stabilité.

Sur chaque échantillon on prend 100 centim. cub., ou y ajoute 10 centim. cub. de permanganate de potassium et 6 gouttes d'une solution Na HCO$_3$.

On fait bouillir ce mélange pendant 10 minutes dans des cornues-Erlemeyer.

Vingt-quatre heures après, on compare 50 centim. cub. de ce liquide, dans le colorimètre, avec une solution normale contenant 10 centim. cub. de permanganate de potassium par 100 centim. cub.

Ensuite on détermine la valeur d'oxydation.

De l'eau très salée demande quelquefois 20 ou 30 et même 50 centim. cub. de permanganate, pour conserver, après la coction, sa couleur rouge au liquide.

La quantité de chlore exprimée en grammes par litre, est exactement déterminée par le titrage au nitrate d'argent.

On profite de ce fait pour déterminer le degré de diffusion de l'eau des polders dans la rivière.

Parfois on examine encore le poids spécifique au moyen d'aréomètres. Les résultats de cet examen répondent généralement à ceux de l'examen de la quantité de chlore.

b.   Examen d'huitres et de moules.

La prise d'échantillons d'huitres et de moules se fait comme suit. Quelques employés de l'Administration des Pêches, désignés spécialement à cet effet, en cueillent une douzaine dans les parcs d'élevage ou les bassins qu'il s'agit d'examiner.

Ils les envoient au laboratoire, accompagnées d'une indication concernant le lieu d'origine, la durée de leur séjour dans le parc ou bassin, la température de l'eau et de l'air et, au besoin, de quelques autres données encore.

Il ne se fait pas d'examen chimique.

L'examen bactériologique correspond, en principe, absolument à celui de l'eau.

On y emploie le liquide qui se trouve dans la coquille, après avoir dépecé le corps du mollusque avec un couteau stérilisé.

c. **Appréciation des résultats.**

Un échantillon d'eau n'est jamais jugé d'après un seul des résultats acquis, mais toujours d'après ceux de tous les échantillons collectivement.

L'appréciation basée sur la quantité de chlore n'a de valeur pratique que pour déterminer la quantité d'eau intérieure qui se serait éventuellement mêlée à l'eau salée de l'Escaut, ou celle de l'eau de pluie tombée dans les bassins.

Il en est de même pour l'appréciation basée sur le poids spécifique.

En prenant pour base d'appréciation la valeur d'oxydation, il est impossible de tracer une ligne de démarcation bien précise, parce que cette valeur peut s'élever de 1.5 jusqu'à 2 pour de l'eau de rivière pure, et jusqu'à 40 et davantage pour des eaux intérieures très salies.

Pour toute sécurité, on admet donc qu'étant donnée une valeur d'oxydation au-dessus de 3 (un chiffre bas), la condition de l'eau donne lieu à une surveillance plus étroite.

En jugeant d'après la quantité de bacilles-coli il est également impossible de bien marquer la limite au-dessus de laquelle il faudrait condamner la qualité de l'eau.

La décomposition des nombreuses plantes aquatiques, en automne, fait qu'en cette saison, par exemple, la limite susdite doit être différente de celle qui vaut pour le printemps.

L'eau de l'Escaut et celle des Grévelingen contient ordinairement, près du rivage, 1 coli par 10 centim. cub., et, plus loin du rivage, 1 coli par 100 centim. cub.

En tenant compte de ce fait, on admet actuellement que, si le liquide examiné présente régulièrement 10 bacilles-coli ou plus par centim. cub., il y a lieu de condamner les spécimens d'eau ou de coquillages dont il s'agit.

SUPPLÉMENT II.

Il mérite l'attention, que dans les Pays-Bas il existe non seulement une surveillance médicale de la part de l'autorité compétente, mais que les soins du gouvernement s'étendent aussi sur la santé publique en général et sur tous les facteurs qui peuvent l'influencer.

Sous la direction du Conseil Supérieur d'Hygiène, cette surveillance est exercée par 4 inspecteurs en chef, 16 inspecteurs et un grand nombre de commissions sanitaires locales.

Outre les lois médicales et pharmaceutiques proprement dites, il existe une loi très importante qui contient des prescriptions rigoureuses ayant pour but l'amélioration des habitations, e. a. en ce qui concerne l'alimentation en eau, la vidange et l'empêchement du salissement du sol, de l'eau et de l'air, provenant de la mauvaise condition des habitations.

La loi pour la répression des maladies contagieuses contient quelques prescriptions qui méritent également d'être mentionnées.

Cette loi autorise les bourgmestres à combattre les maladies contagieuses. Les inspecteurs de la santé publique sont chargés de veiller à ce que les bourgmestres font un ample usage de cette autorisation.

S'il y a lieu, ils peuvent même charger les bourgmestres de faire exécuter certaines mesures dans un délai, fixé par eux.

Les bourgmestres sont e. a. autorisés :

1º. à faire isoler les malades souffrant d'une maladie contagieuse et se trouvant dans des hôtels, des auberges ou des asiles de nuit ;

2º. à faire désinfecter les maisons, les baraques et les navires qui sont ou menacent de devenir des foyers d'infection ;

3º. à faire désinfecter ou détruire les objets infectés ou suspects d'infection ;

4⁰. à faire enlever dès qu'une maladie contagieuse s'est déclarée, des tas de fumier ou d'autres entassements d'immondices d'où ils se trouvent, même de terrains privés;

5⁰. à faire curer les fossés, les égouts, etc. et à prendre d'autres mesures dans l'intérêt de la propreté publique.

Ensuite il est défendu de transporter ou de faire transporter des malades souffrant d'une maladie contagieuse, de transporter, d'employer ou de donner des objets infectés, à l'exception de cas spéciaux et en observant les prescriptions de la loi. Celui qui, par négligence ou imprudence, fait naître danger de contagion pour d'autres tombe sous l'application pénale.

L'examen de navires de mer est réglé par la loi sur la quarantaine. Quant à la navigation intérieure la loi sur les maladies contagieuses autorise les bourgmestres à prendre les mesures nécessaires.

Il est défendu de transporter les corps de ceux qui sont morts d'une maladie contagieuse à d'autres cimetières que ceux destinés à la commune où le décès a eu lieu.

Une prescription, dont l'effet favorable s'est montré depuis nombre d'années, c'est la déclaration obligatoire des cas de maladie contagieuse.

En premier lieu cette obligation incombe au chef d'une famille ou d'un établissement et au patron d'un navire où une maladie contagieuse s'est déclarée.

En second lieu, le médecin qui constate un cas de maladie contagieuse doit immédiatement prévenir la police sanitaire de l'Etat et le bourgmestre de la commune, où le cas a été constaté.

Alors le bourgmestre est tenu de faire mettre sans délai à toutes les entrées de la maison infectée une affiche bien visible, sur laquelle se trouvent imprimés en vedette les mots „Besmettelijke ziekte" (Maladie contagieuse) et le nom de la maladie. Cette affiche reste attachée à la maison non seulement pendant toute la durée de la maladie, mais aussi longtemps qu'il y a danger d'infection.

Il va sans dire que ces prescriptions sont aussi de rigueur quand il s'agit de navires.

De toutes ses actions pour l'exécution de la loi sur les maladies contagieuses, le bourgmestre informe aussitôt l'Inspecteur Médical. Il lui donne donc avis de l'affichage et de la manière dont la demeure du malade a été désinfectée et il l'informe aussi que les objets infectés et les déjections du malade ont été désinfectés et détruits. De cette manière, la police sanitaire de l'Etat reste non seulement au courant de tous les cas de maladie contagieuse dans le Royaume, mais aussi des mesures préventives et de désinfection qu'on a prises.

Il s'entend que les personnes appartenant à une famille infectée, les adultes aussi bien que les enfants, ne sont pas admises aux écoles.

En cas qu'une épidémie ait été constatée dans une commune, il est défendu d'y tenir des kermesses ou des foires. S'il est nécessaire, le gouvernement peut intervenir, afin de faire respecter cette prohibition.

Les fonctionnaires et les autres personnes chargés de veiller au maintien des lois sur la santé publique sont autorisés à entrer en tout temps dans des maisons privées, des édifices publics, des institutions de charité, des prisons etc., afin de pouvoir contrôler sur place, si cela est nécessaire.

Les administrations provinciales et municipales ont le droit d'émettre des ordonnances dans l'intérêt de la santé publique, pourvu que ces ordonnances ne soient pas en dérogation de la loi. Les principales communes de la Zélande, où l'ostréiculture est exercée, ont usé de ce droit.

Un décret royal précise de quelle manière la désinfection ou la destruction et le transport d'objets infectés ou suspects d'infection doivent avoir lieu.

Le législateur a considéré qu'à part les dispositions légales en vigueur, il peut être urgent de prendre d'autres mesures en cas de maladies contagieuses et très dangereuses, quand le temps ne permet pas d'établir ces mesures par la loi. C'est pourquoi une loi spéciale prescrit que toutes les mesures nécessaires dans ces circonstances peuvent être prises par décret royal. Entre autres on a usé de cette compétence légale pour combattre le choléra en émettant le décret royal du 19 octobre 1908. Ce décret, qui a été appliqué avec un résultat si favorable lors de la dernière période de choléra, accorde à l'autorité une ample compétence pour combattre la maladie.

Ce décret ordonne e. a. à chacun d'informer l'autorité quand il aperçoit un cholérique ou des symptômes qui font croire qu'une personne souffre de choléra. En outre chacun est tenu de donner exactement et immédiatement tous les renseignements demandés par les fonctionnaires ou les médecins dans le but de combattre le choléra.

En vertu de ce décret royal, le bourgmestre a le droit de faire isoler les cholériques, ou même ceux qui montrent des syptômes suspects, dans leurs maisons, s'il y a lieu, ou de les faire soigner dans des infirmeries.

Cette compétence s'étend sur tous les cholériques et ceux qui sont suspects de cette maladie, soit qu'ils se trouvent dans des hôtels ou des auberges, soit dans des maisons privées.

Il y a aussi des dispositions qui règlent le trafic de frontière et la navigation.

Afin d'assurer dans la mesure du possible la bonne marche des affaires, on a fixé quels frais résultant des mesures prises sont à la charge du Trésor.

Le bourgmestre est même autorisé à requérir des objets qui se trouvent dans des établissements de l'Etat situés dans sa commune, s'il le juge nécessaire pour les soins à donner aux cholériques et pour les mesures de désinfection.

Pour combattre le choléra, on procède de la manière brièvement exposée ci-après.

Dès que l'on constate des symptômes suspects, on fait isoler le malade et son entourage et on prend en observation même ceux qui ont été en contact avec lui.

Ensuite on expédie, aussitôt que possible, les déjections du malade pour l'examen bactériologique.

Lors de la dernière période de choléra à Rotterdam, cet examen avait lieu de jour et de nuit.

Le résultat de l'examen bactériologique est immédiatement, par dépêche télégraphique, porté à la connaissance du bourgmestre intéressé et de l'Inspecteur Médical. Ce fonctionnaire-ci a été informé par télégramme du cas suspect; d'ordinaire il a été déjà sur les lieux et il a pris, de concert avec le bourgmestre, les mesures provisoires que demande le cas. En outre les médecins spécialement désignés à cet effet et les membres des commissions sanitaires intéressées donnent d'ordinaire leurs avis et prêtent leur assistance.

L'isolement rigoureux du malade et de ceux qui le soignent dure aussi longtemps qu'il y a danger le contagion. De même, les personnes saines qui ont été en contact avec le malade restent en quarantaine pendant cinq jours.

Après le décès du malade le corps est enveloppé dans un drap imprégné d'un désinfectant, placé dans une bière et immédiatement transporté à la morgue du cimetière.

Si le malade recouvre la santé, le danger de contagion n'est déclaré passé qu'après que l'examen bactériologique réitéré a démontré que ses déjections ne contiennent plus de bacilles cholériques. Les personnes saines qui se trouvent en quarantaine ne sont pas non plus mises en liberté avant qu'un examen bactériologique ait démontré que leurs déjections ne contiennent rien de suspect.

Il va de soi, que pendant la maladie et plus tard, on prend les mesures de désinfection les plus rigoureuses.

Afin de pouvoir compter autant que possible sur l'assistance et le concours de la part de la population, les personnes en quarantaine qui ne peuvent donc pas s'occuper de leur travail quotidien sont indemnisées de la privation de salaire. Souvent cela se fait aussi, quand un établissement accessible au public, par exemple une boutique ou une auberge, doit être temporairement fermé.

Il va sans dire, que dès que le choléra se déclare ou menace de se déclarer dans une commune, les habitants sont avertis à plusieurs reprises et avec instance de tout ce qui pourrait faire naître danger.

A cet effet le gouvernement, les communes, les commissions sanitaires et les associations d'hygiène et d'infirmerie, comme la Croix Verte et la Croix Blanche, coopéraient énergiquement.

Nous remémorons que l'on avait porté toute l'attention nécessaire à l'alimentation en eau et que l'on distribuait gratuitement, en cas de nécessité, de l'eau pure parmi les habitants. Surtout les patrons de barque partageaient souvent dans ce privilège. En outre, on veillait spécialement à l'état de santé de la population vivant sur l'eau.

Ainsi qu'il résulte de ce qui précède, la police sanitaire est réglée de manière que dès qu'un cas de maladie contagieuse se présente dans une commune, il est immédiatement porté à la connaissance des autorités compétentes et du Président de l'Administration des Pêches. Si un cas de fièvre typhoïde ou de choléra se produit dans une commune, où il y a des bassins d'huîtres (Tholen, Bruinisse, Ierseke, Maartensdijk et Wemeldinge), le contrôleur des pêches, demeurant dans cette commune, examine immédiatement, si les déjections dans la maison infectée sont recueillies d'après le système des fosses mobiles, ou bien si elles sont écoulées dans des égouts et des fossés.

Vu les mesures sanitaires générales il n'y a danger de contagion que dans le dernier cas. Si ce cas se présente, on révoque les certificats de pureté pour *tous* les bassins, situées dans la direction du courant, à marée haute et basse, près de l'écluse, par laquelle l'eau des polders est écoulée.

Si un cas de fièvre typhoïde ou de choléra se présente dans la famille d'un ostréiculteur, on révoque ses certificats, à moins que, pendant la maladie, une personne qui ne demeure pas dans la maison infectée, ne soit chargée de la gestion des affaires. En outre l'entrée dans les bassins est interdite à tous les membres de la famille du malade.

Toutes ces prescriptions sont de rigueur, non seulement pendant la maladie, mais aussi long-temps que l'examen bactériologique n'a pas démontré que l'urine du malade ne contient plus de germes pathogènes.

De cette manière, on a acquis la certitude que, même en cas de fièvre typhoïde et de choléra, il est impossible d'expédier sous certificat des huîtres ou des moules qui peuvent être infectées.

Pour conclure, nous relevons que cette année (1909), par les mesures mentionnées ci-dessus, on a réussi à arrêter une épidémie de choléra dans son commencement.

104